# DE ULTIEME OPLOSSING GIDS VOOR BORSTKANKER

*Een holistische en bewezen aanpak om borstkanker te overwinnen voor patiënten en overlevenden.*

## Dr. Racheal A. Fields

# Copyright © 2023
# Dr. Racheal A. Fields

Dit boek is non-fictie. De namen, personages, plaatsen en incidenten zijn producten van de verbeelding van de auteur of zijn fictief gebruikt en mogen niet als echt worden beschouwd. Elke gelijkenis met personen, levend of dood, werkelijke gebeurtenissen, plaatsen of organisaties is geheel toevallig.

---

# INHOUDSOPGAVE

*Opgedragen aan mijn schoonzus die borstkanker heeft gestreden en overwonnen en nu kankervrij is.*

*EN AAN ANDEREN DIE DOOR DEZELFDE STADIA GAAN*

*Je bent sterker dan je denkt. Elke dag trotseer je de strijd tegen kanker met moed en veerkracht. In het aangezicht van tegenslag straalt je geest en inspireer je de mensen om je heen.*

*Onthoud dat er zelfs in de donkerste momenten hoop is. Steun op je steunsysteem, koester de liefde van familie en vrienden en blijf geloven in de kracht van genezing. Je vastberadenheid en positiviteit zijn je grootste wapens.*

*Je kunt het! Elke kleine overwinning is een stap dichter bij het winnen van de oorlog tegen kanker. Blijf vechten, blijf geloven en verlies nooit de ongelooflijke kracht in jezelf uit het oog. Je reis kan zwaar zijn, maar jij bent sterker. De wereld is bij je en moedigt je aan in dit uitdagende hoofdstuk van je leven.*

We zouden het altijd erg op prijs stellen als je na het lezen even de tijd neemt om een positieve recensie achter te laten op Amazon.

Je recensie zal ons niet alleen helpen om een breder publiek te bereiken, maar het zal onze lezers ook helpen om de waarde van het boek te ontdekken.

We weten dat uw tijd waardevol is, dus we waarderen uw bereidheid om uw gedachten met ons te delen. Bij voorbaat dank voor uw vriendelijke beoordeling.

# INLEIDING

In het ingewikkelde weefsel van de menselijke gezondheid is borstkanker een geduchte uitdaging, een ziekte die ontelbare levens heeft geraakt en ontelbare lotsbestemmingen heeft veranderd. Het is een strijd die wordt gevoerd in de essentie van het vrouwzijn, een strijd om te overleven en veerkracht tegen een tegenstander die geen grenzen kent wat betreft leeftijd, ras of sociale status.

Borstkanker is niet alleen een medische aandoening; het is een diep persoonlijke odyssee, een reis die de kracht van de menselijke geest en de diepten van het menselijk mededogen op de proef stelt. Het is een verhaal van moed en kwetsbaarheid, van hoop en wanhoop, van leven en verlies, allemaal verweven in het delicate weefsel van het menselijk bestaan.

Dit boek is een eerbetoon aan hen die borstkanker hebben doorstaan, aan hen die met onwrikbare vastberadenheid hebben gestreden, aan hen die als overwinnaars uit de strijd zijn gekomen en aan hen die ondanks hun vroegtijdige vertrek een onuitwisbare stempel op de wereld hebben gedrukt. Het is een eerbetoon aan de veerkracht van de menselijke geest, een baken van hoop temidden van de duisternis van de ziekte.

Op deze pagina's beginnen we aan een reis van begrip, waarbij we ons verdiepen in de ingewikkelde complexiteit van borstkanker, de oorzaken, de verschijningsvormen en het arsenaal aan behandelingen dat de moderne geneeskunde te bieden heeft.

We ontrafelen de mysteries van genetica, de rol van hormonen en de invloed van keuzes in levensstijl, allemaal factoren die bijdragen aan de ontwikkeling en progressie van deze ziekte.

Naast het wetenschappelijk onderzoek zullen we ons ook verdiepen in de emotionele en psychologische dimensies van borstkanker, waarbij we erkennen dat borstkanker een diepe impact heeft op individuen, families en gemeenschappen.

We verkennen de uitdagingen van de diagnose, de zware weg van de behandeling en de lange weg naar herstel, terwijl we de onwrikbare kracht en veerkracht belichten van degenen die met deze ziekte geconfronteerd worden.

---

Dit boek is een uitnodiging om deel te nemen aan een wereldwijd gesprek, een collectieve inspanning om het bewustzijn te vergroten, begrip te kweken en aan te zetten tot actie. Samen kunnen we het pad verlichten naar een wereld waarin borstkanker niet langer een bron van angst is, maar een uitdaging die we met vertrouwen tegemoet kunnen treden en kunnen overwinnen.

# HOOFDSTUK 1

## OVERZICHT VAN BORST KANKER: Kennis is het kompas dat ons leidt.

Borstkanker is een complexe en veel voorkomende ziekte die vooral vrouwen treft, maar ook bij mannen kan voorkomen, zij het zelden. Het wordt gekenmerkt door de ongecontroleerde groei van kwaadaardige cellen in het borstweefsel, die vaak een knobbel of massa vormen die kan worden ontdekt door zelfonderzoek, mammografie of klinische evaluatie.

Het is de meest voorkomende kankerdiagnose bij vrouwen, jaarlijks goed voor meer dan 1 op de 10 nieuwe kankerdiagnoses.

Het is ook de op één na belangrijkste doodsoorzaak bij vrouwen, na longkanker.

Borstkanker kan in elk deel van de borst beginnen, maar het begint meestal in de melkkanalen of lobuli. De melkkanalen zijn de buisjes die melk naar de tepel voeren en de lobuli zijn de klieren die melk produceren. Borstkanker kan ook beginnen in het bindweefsel dat de melkkanalen en lobuli omgeeft.

**Incidentie en prevalentie:** Borstkanker is wereldwijd een van de meest voorkomende vormen van kanker, met jaarlijks miljoenen gediagnosticeerde gevallen. De prevalentie is hoger in ontwikkelde landen, maar het treft mensen over de hele wereld.

**Risicofactoren:** Verschillende risicofactoren dragen bij aan de ontwikkeling van borstkanker. Deze omvatten leeftijd, geslacht (waarbij vrouwen een hoger risico lopen), familiegeschiedenis, genetische mutaties (zoals BRCA1 en BRCA2), hormonale factoren (vroege menstruatie, late menopauze, hormoonvervangingstherapie), en leefstijlfactoren (alcoholgebruik, obesitas, gebrek aan lichaamsbeweging).

**Soorten borstkanker:** Er zijn verschillende soorten borstkanker, waarvan de meest voorkomende invasief ductaal carcinoom en invasief lobulair carcinoom zijn. Andere, minder vaak voorkomende vormen zijn inflammatoire borstkanker, triple-negatieve borstkanker en HER2-positive borstkanker.

**Stadia:** Borstkanker wordt ingedeeld in stadia op basis van de mate van uitzaaiing. De stadia variëren van 0 (in situ, beperkt tot de kanalen of kwabben) tot IV (vergevorderd, met uitzaaiingen naar afgelegen organen).

**Symptomen:** Veel voorkomende symptomen van borstkanker zijn de aanwezigheid van een borstknobbel, veranderingen in de grootte of vorm van de borst, afscheiding van de tepel (anders dan moedermelk), huidveranderingen op de borsten aanhoudende pijn.

**Diagnose:** De diagnose bestaat meestal uit een combinatie van lichamelijk onderzoek, beeldvormende tests (mammografie, echografie, MRI) en weefselbiopsie. Vroege opsporing door middel van routinematige mammografieën is cruciaal voor een succesvolle behandeling.

**Behandeling:** De behandeling van borstkanker varieert afhankelijk van het type, het stadium en individuele factoren. Veel voorkomende behandelingsopties zijn chirurgie (lumpectomie of mastectomie), bestralingstherapie, chemotherapie, hormoontherapie, doelgerichte therapie en immunotherapie. Behandelingsstrategieën worden vaak aangepast aan de unieke omstandigheden van elke patiënt.

**Overlevingskansen**: De prognose voor borstkanker is afhankelijk van verschillende factoren, waaronder het stadium bij de diagnose en het specifieke subtype.

De vooruitgang in vroege opsporing en behandeling heeft de overlevingskansen aanzienlijk verbeterd. overleven en een vol leven leiden na hun diagnose.

**Preventie en screening:** Regelmatig borstzelfonderzoek, klinisch borstonderzoek en mammografieën zijn essentieel voor vroegtijdige opsporing. Aanpassingen in de levensstijl, zoals het handhaven van een gezond gewicht, het beperken van alcoholgebruik en lichamelijk actief blijven, kunnen helpen het risico op borstkanker te verkleinen.

# HOOFDSTUK 2

## NORMALE ANATOMIE VAN DE BORST: Inzicht in de fundering helpt ons veerkracht op te bouwen.

De borst, een prominente eigenschap van de vrouwelijke anatomie, speelt een cruciale rol in de voortplantings- en moederfuncties. Elke borst bestaat voornamelijk uit klierweefsel, vet en bindweefsel en bevindt zich op de voorste borstwand, net boven de borstspieren.

### Anatomie van de borst

**Borstklieren:** Dit zijn de functionele delen van de borst die verantwoordelijk zijn voor de melkproductie.

Ze zijn georganiseerd in lobuli, die clusters van melkproducerende alveoli bevatten.

**Buisjes**: Er lopen kleine melkbuisjes van de lobuli naar de tepel. Tijdens het zogen transporteren deze buisjes melk van de alveoli naar de tepel.

**Areola:** Het donkere gebied rondom de tepel, de areola, bevat gespecialiseerde zweetklieren die Montgomery's klieren worden genoemd. Deze klieren scheiden een smeermiddel af tijdens de borstvoeding.

**Tepel:** De tepel is de verhoogde structuur in het midden van het tepelhof. Hij bevat talloze zenuwuiteinden, waardoor hij gevoelig is voor aanraking en stimulatie.

**Bindweefsel en vet:** De borst wordt op haar plaats gehouden en gedempt door bindweefsel en vetweefsel.
De hoeveelheid vet in de borst varieert per individu en draagt bij aan de borstomvang.

**Bloedtoevoer:** De borst wordt van bloed voorzien door aftakkingen van de interne borstslagader en de laterale thoracale slagader.

## Functies van de borst

**Melkproductie:** Een van de belangrijkste functies van de borst is het produceren van melk om zuigelingen te voeden. Dit proces, bekend als lactatie, wordt geregeld door hormonen zoals prolactine en oxytocine. Tijdens de zwangerschap rijpen de borstklieren ter voorbereiding op de melkproductie en na de bevalling begint de melkproductie als reactie op het zuigen van de baby.

---

**Borstvoeding**: De borst dient als kanaal om melk aan het kind te geven. De baby klampt zich vast aan de tepel en door ritmisch zuigen wordt de melk uit de longblaasjes gezogen, door de kanaaltjes naar de mond van de baby.

**Hormoonregulatie:** Het borstweefsel wordt beïnvloed door hormonen, met name oestrogeen en progesteron. Deze hormonen spelen een rol bij de ontwikkeling van borstweefsel tijdens de puberteit en de menstruatiecyclus. Veranderingen in de hormoonspiegels kunnen ook leiden tot gevoelige en gezwollen borsten.

**Seksuele stimulatie**: De borst, vooral de tepel, is voor veel mensen een erogene zone. Stimulatie van de borst kan seksueel opwindend zijn en bijdragen aan seksueel plezier en intimiteit.

**Lichaamscontour en esthetiek:** De grootte en vorm van de borst kunnen per persoon sterk verschillen en van invloed zijn op de lichaamscontour en de esthetiek. Het uiterlijk van de borst kan ook worden beïnvloed door factoren als leeftijd, gewicht en genetica.

Inzicht in de normale anatomie en functies van de borst is essentieel voor het herkennen van veranderingen en afwijkingen die kunnen duiden op gezondheidsproblemen, zoals borstkanker.

Regelmatig borstzelfonderzoek en mammografieën zijn onmisbare hulpmiddelen om borstaandoeningen en -ziekten in een vroeg stadium op te sporen, zodat indien nodig tijdig medisch ingrijpen mogelijk is.

# HOOFDSTUK 3

## BORSTKANKERTYTES EN STAGES: Diversiteit leert ons kracht.

Borstkanker is een diverse groep ziekten waarvan de kenmerken en het verloop sterk kunnen variëren. Inzicht in de typen en stadia van borstkanker is essentieel voor een effectieve diagnose, behandelplanning en prognose.

**SOORTEN BORSTKANKER:**

**Ductaal carcinoom in situ (DCIS):**

•DCIS is een niet-invasieve vorm van borstkanker waarbij abnormale cellen worden aangetroffen in de bekleding van borstkanalen, maar daarbuiten niet zijn uitgezaaid.

●Het wordt vaak beschouwd als een voorstadium van kanker en heeft een hoog genezingspercentage als het vroegtijdig wordt behandeld.

## Invasief plaveiselcarcinoom (IDC):

●IDC is de meest voorkomende vorm van invasieve borstkanker en komt in ongeveer 80% van de gevallen voor.

●Het ontstaat in de melkkanalen en infiltreert in het omliggende borstweefsel.

●Als het niet behandeld wordt, kan het uitzaaien naar andere delen van het lichaam.

## Invasief lobulair carcinoom (ILC):

●ILC begint in de lobuli (melk producerende klieren) en kan zich verspreiden naar het omliggende borstweefsel.

●Het is verantwoordelijk voor ongeveer 10% van de invasieve borstkanker.

●ILC kan moeilijker te detecteren zijn op mammografieën.

## Inflammatoire borstkanker (IBC):

●IBC is een zeldzame en agressieve vorm van borstkanker die gekenmerkt wordt door roodheid, zwelling en warmte in de borst.

● Het kan zich snel ontwikkelen en wordt vaak in een vergevorderd stadium gediagnosticeerd.

- De behandeling bestaat meestal uit een combinatie van chemotherapie, chirurgie en bestraling.

## Triple-Negatieve Borstkanker (TNBC):

- TNBC heeft geen receptoren voor oestrogeen, progesteron en HER2/neu, waardoor het minder gevoelig is voor gerichte therapieën.
- Het is meestal agressiever en heeft een grotere kans op herhaling.

## HER2-positieve borstkanker:

- Dit type borstkanker heeft een overexpressie van het HER2/neu-gen, wat de groei van kankercellen bevordert.

•Gerichte therapieën zoals Herceptin zijn effectief bij de behandeling van HER2-positieve borstkanker.

•Het kan zowel ductaal als lobulair van oorsprong zijn.

## Luminale A- en luminale B-borstkanker:

• Deze subtypes worden gekenmerkt door de aanwezigheid van hormoonreceptoren (oestrogeen en progesteron).

• Luminal A is meestal minder agressief en wordt geassocieerd met een betere prognose.

• Luminal B heeft mogelijk een hogere proliferatie graad en kan anders reageren op behandeling.

## Metaplastische borstkanker:

- Metaplastische borstkanker is een zeldzaam en agressief subtype dat wordt gekenmerkt door de aanwezigheid van zowel kankercellen en niet-kankercellen.
- Onder een microscoop kan het er complexer en gevarieerder uitzien.

## Phyllodestumoren:

- Phyllodestumoren zijn zeldzame tumoren die zich ontwikkelen in het bindweefsel van de borst.
- Ze kunnen goedaardig (niet kankerverwekkend) zijn, borderline (mogelijk kankergezwel) of kwaadaardig (kankergezwel) zijn.

## STADIA VAN BORSTKANKER:

Borstkanker wordt meestal ingedeeld in stadia, van 0 tot IV, op basis van de mate van verspreiding van de ziekte:

**Stadium 0 (DCIS):**

●Abnormale cellen zijn beperkt tot de borstklieren en zijn niet in nabijgelegen weefsels binnengedrongen.

**Fase I:**

●De kanker is klein en gelokaliseerd in het borstweefsel, zonder betrokkenheid van lymfeklieren.

**Fase II:**

● De tumor is groter, heeft mogelijk lymfeklieren in de buurt of is uitgezaaid naar omliggende weefsels.

### Stadium III:

- De kanker is lokaal gevorderd, met een grotere tumorgrootte, betrokkenheid bij lymfeklieren of invasie in nabijgelegen structuren.

### Stadium IV (uitgezaaid):

- De kanker is uitgezaaid naar afgelegen organen of weefsels, zoals botten, lever, longen of hersenen.

De stadiëring helpt bij het bepalen van de juiste behandelingsaanpak en geeft waardevolle informatie over de prognose. Borstkanker in een vroeg stadium heeft over het algemeen gunstige vooruitzichten, terwijl borstkanker in een vergevorderd stadium agressievere behandelingen kan vereisen en een minder optimistische prognose kan hebben.

Het is belangrijk om te weten dat borstkanker een complexe ziekte is en dat de diagnose voor iedereen uniek is. Behandelplannen worden afgestemd op het specifieke type, stadium en andere factoren, om de best mogelijke uitkomst voor de patiënt te garanderen. Vroegtijdige opsporing door regelmatige screenings en voorlichting is cruciaal om de kans op een succesvolle behandeling te vergroten.

# HOOFDSTUK 4

## ETIOLOGIE EN PREDISPONERENDE FACTOREN : Kennis maakt preventie mogelijk.

Borstkanker is een complexe ziekte en hoewel de precieze oorzaak onduidelijk blijft, zijn er talloze risicofactoren geïdentificeerd die de kans op het ontwikkelen van deze aandoening kunnen vergroten.

Risicofactoren voor borstkanker zijn alle factoren die de kans vergroten dat een vrouw de ziekte krijgt. Sommige risicofactoren heeft een vrouw niet in de hand, zoals haar leeftijd en familiegeschiedenis.

Andere risicofactoren, zoals keuzes in levensstijl, kunnen worden aangepast om het risico op borstkanker te verkleinen.

Het is belangrijk om te weten dat het hebben van een of meer van deze risicofactoren geen garantie is voor het ontwikkelen van borstkanker en dat veel mensen met borstkanker geen aanwijsbare risicofactoren hebben. Inzicht in deze risicofactoren kan individuen en zorgverleners echter helpen om hun risiconiveau te beoordelen en zo nodig de juiste preventieve maatregelen te nemen.

## 1. Geslacht:

- Borstkanker komt veel vaker voor bij vrouwen dan bij mannen. Hoewel ook mannen borstkanker kunnen krijgen, is het risico aanzienlijk lager.

## 2. Leeftijd:

- Het risico op borstkanker neemt toe met de leeftijd. Borstkanker wordt het vaakst vastgesteld bij vrouwen boven de 50 jaar.

## 3. Familiegeschiedenis en genetica:

- Een voorgeschiedenis van borstkanker in de familie, vooral bij eerstegraads familieleden (moeder, zus of dochter), kan het risico verhogen.
- Bepaalde genetische mutaties, zoals BRCA1 en BRCA2, verhogen het risico op borstkanker aanzienlijk. Mensen met deze mutaties hebben een hoger levenslange risico.

## 4. Persoonlijke geschiedenis van borstkanker:

- Mensen die eerder borstkanker in één borst hebben gehad, lopen een verhoogd risico op borstkanker in de andere borst of op een recidief.

## 5. Hormoon Vervangings Terapie (HRT):

- Langdurig gebruik van hormoonvervangingstherapie met oestrogeen en progesteron
- De menopauze kan het risico op borstkanker verhogen.

## 6. Reproductieve factoren:

- Vroege menstruatie (voor de leeftijd van 12 jaar) of late menopauze (na de leeftijd van 55 jaar) kunnen in verband worden gebracht met een hoger risico op borstkanker.
- Je eerste kind krijgen op oudere leeftijd of nooit kinderen hebben gehad kunnen ook risicofactoren zijn.

## 7. Hormoongerelateerde factoren:

- Vrouwen die gedurende een langere periode
- anticonceptiepillen hebben geslikt, kunnen een licht verhoogd risico hebben.
- Langdurige blootstelling aan oestrogeen (endogeen of exogeen) kan bijdragen aan het risico.

## 8. Dicht borstweefsel:

- Vrouwen met dicht borstweefsel, zoals waargenomen op mammografieën, kunnen een verhoogd risico op borstkanker hebben.

## 9. Blootstelling aan straling:

- Eerdere bestraling van de borstkas, vooral tijdens de kindertijd of adolescentie, kan het risico op borstkanker op latere leeftijd verhogen.

## 10. Leefstijlfactoren:

- Een verhoogd risico op borstkanker is gekoppeld aan obesitas, vooral na de menopauze.
- Overmatig alcoholgebruik kan het risico ook verhogen.

## 11. Hormoongerelateerde aandoeningen:

- Aandoeningen zoals polycysteus ovarium syndroom (PCOS) en endometriose, die gerelateerd zijn aan hormoonverstoringen, kunnen bijdragen aan een hoger risico.

## 12. Milieu- en beroepsmatige blootstelling:

- Blootstelling aan bepaalde milieu toxines en chemische stoffen op de werkplek kan gekoppeld met borskanker risico, hoewel het bewijs beperkt is.

## 13. Leefstijlfactoren:

- Een zittende levensstijl, een dieet met veel verzadigde vetten en roken kunnen in verband worden gebracht met een licht verhoogd risico op borstkanker.

Het is belangrijk om te benadrukken dat veel gevallen van borstkanker voorkomen bij mensen zonder aanwijsbare risicofactoren. Bovendien betekent het hebben van een of meer risicofactoren niet dat borstkanker onvermijdelijk is.

Regelmatige screenings, vroegtijdige opsporing en gezonde levensstijl keuzes kunnen het risico aanzienlijk verkleinen en de algehele gezondheid van de borst verbeteren. Mensen die zich zorgen maken over hun risico op borstkanker moeten een zorgverlener raadplegen voor een persoonlijke risicobeoordeling en begeleiding.

# HOOFDSTUK 5

## TEKENEN EN SYMPTOMEN: Bewustzijn is de eerste verdedigingslinie.

Borstkanker kan zich manifesteren met een verscheidenheid aan tekenen en symptomen, die van persoon tot persoon kunnen verschillen. Het onderkennen van deze veranderingen is cruciaal voor vroege detectie en tijdige medische interventie. Het is belangrijk op te merken dat niet alle borstveranderingen indicatief zijn voor kanker, maar dat ongebruikelijke veranderingen onmiddellijk door een zorgverlener moeten worden beoordeeld. Veel voorkomende tekenen en symptomen van borstkanker zijn onder meer:

## 1. Klomp of massa:

- De aanwezigheid van een pijnloze knobbel of verdikking in de borst of onderarm is een van de meest voorkomende tekenen van borstkanker.
- Niet alle borstknobbels zijn kankerachtig, maar elke nieuwe of ongebruikelijke knobbel moet door een beroepsbeoefenaar in de gezondheidszorg worden onderzocht.

## 2. Veranderingen in borstgrootte of -vorm:

- Onverklaarbare veranderingen in de grootte, vorm of het uiterlijk van een of beide borsten kunnen reden tot bezorgdheid zijn.
- Kuiltjes, rimpelingen of inkepingen in de borsthuid kunnen ook tekenen zijn van onderliggende problemen.

### 3. Tepelafwijkingen:

- Veranderingen in de tepel, zoals inversie (naar binnen draaien) of aanhoudende pijn, gevoeligheid of afscheiding (anders dan moedermelk), kunnen waarschuwingssignalen zijn.
- Roodheid, schilfering of verdikking van de tepel of tepelhof moet worden beoordeeld.

### 4. Borstpijn:

- Borstpijn of -gevoeligheid is doorgaans geen primair symptoom van borstkanker. Aanhoudend, onverklaard ongemak of pijn in de borsten moet echter door een zorgverlener worden beoordeeld.

### 5. Huidveranderingen:

- Huidveranderingen op het borstoppervlak, waaronder roodheid, warmte of het verschijnen van een sinaasappelschilachtige textuur (peau d'orange), kunnen tekenen zijn van onderliggende problemen.

- Aanhoudende jeuk of uitslag op de borst kan ook reden tot bezorgdheid zijn.

## 6. Eenzijdige veranderingen:

- Borstkanker treft vaak slechts één borst, dus het opmerken van verschillen tussen de twee borsten, zoals grootte, vorm of huidveranderingen, kan aanzienlijk zijn.

## 7. Oksel (onderarm) knobbels of zwelling:

- Vergrote lymfeklieren in het onderarm gebied kunnen wijzen op de verspreiding van borstkanker naar nabijgelegen lymfeklieren.

## 8. Aanhoudende pijn of ongemak:

- Borstkanker kan soms pijn of ongemak veroorzaken, hoewel het niet altijd pijnlijk is. Elk onverklaard of aanhoudend borstongemak moet worden geëvalueerd.

## 9. Veranderingen in de borsttextuur:

- Ongebruikelijke veranderingen in de textuur van het borstweefsel, zoals hardheid of een gebied dat anders aanvoelt dan het omliggende weefsel, moeten worden onderzocht.

## 10. Veranderingen in borstgevoel:

- Gevoelloosheid of een verandering in het gevoel in de borst of tepel, vooral als deze zich in een specifiek gebied bevindt, moet aan een zorgverlener worden gemeld.

## 11. Onverklaarbaar gewichtsverlies en vermoeidheid:

- Gevorderde borstkanker kan algemene symptomen veroorzaken, zoals onverklaard gewichtsverlies en vermoeidheid.

## 12. Veranderingen in het uiterlijk van de borst tijdens zelfonderzoek:

- Regelmatige borstzelfonderzoeken zijn essentieel voor vroege detectie. Als u tijdens zelfonderzoek nieuwe of ongebruikelijke veranderingen opmerkt, raadpleeg dan een zorgverlener.

Het is belangrijk om te onthouden dat veel borstveranderingen goedaardig (niet-kankerachtig) zijn en dat niet alle borstknobbels kanker zijn. Eventuele aanhoudende of onverklaarde veranderingen in de borst moeten echter door een zorgverlener worden beoordeeld.

Vroegtijdige detectie door middel van regelmatige zelfonderzoeken van de borsten, klinische borstonderzoeken en mammografieën verbetert de kansen op een succesvolle behandeling en gunstige resultaten bij gevallen van borstkanker aanzienlijk.

# HOOFDSTUK 6

## DIAGNOSE: Diagnose is een stap dichter bij behandeling.

De diagnose van borstkanker omvat een reeks stappen en tests die zijn ontworpen om de aanwezigheid van kanker te identificeren, het type, het stadium en de kenmerken ervan te bepalen en behandelbeslissingen te begeleiden.

De diagnose van borstkanker begint met een lichamelijk onderzoek en een medische geschiedenis. De arts zal vragen stellen over uw symptomen, familiegeschiedenis en andere risicofactoren voor borstkanker.

De arts zal ook een lichamelijk onderzoek uitvoeren, waaronder een borstonderzoek en een lymfeklieronderzoek.

Vroegtijdige diagnose is cruciaal voor betere resultaten. Het diagnostische proces omvat doorgaans de volgende componenten:

## 1. Klinische evaluatie:

- Een zorgverlener voert een grondig klinisch onderzoek uit van de borst en de omliggende lymfeklieren. Ze beoordelen de borst op eventuele voelbare knobbeltjes, veranderingen in grootte of vorm, huidafwijkingen of tepelafscheiding.

## 2. Medische geschiedenis:

- De patiënt verstrekt een uitgebreide medische

geschiedenis, inclusief informatie over de familiegeschiedenis van borstkanker, eerdere borstbiopsie, hormonale therapie, zwangerschappen en andere relevante details.

## 3. Beeldvorming Tests:

- **Mammogram:** Een mammogram is een röntgenfoto van het borstweefsel en is een van de belangrijkste screeningsinstrumenten voor borstkanker. Het kan afwijkingen zoals tumoren of verkalkingen detecteren.
- **Echografie:** Borstweefsel kan worden gevisualiseerd met behulp van geluidsgolven die door middel van echografie worden gecreëerd.
- **MRI (Magnetic Resonance Imaging):** MRI geeft gedetailleerde beelden van de borst en is in

bepaalde gevallen nuttig, zoals bij het evalueren van borstimplantaten of het beoordelen van risicopatiënten.

- **Tomosynthese (3D-mammografie)**: Deze geavanceerde mammografie techniek biedt duidelijkere, gedetailleerdere beelden van borstweefsel, wat helpt bij het opsporen van afwijkingen.

## 4. Borst Biopsie:

- Een borstbiopsie is de definitieve methode om de aanwezigheid van borstkanker te bevestigen. Tijdens een biopsie wordt een klein stukje weefsel uit het verdachte gebied verzameld en voor onderzoek naar een patholoog gestuurd.
- Soorten borstbiopsie omvatten kernnaaldbiopsie, aspiratie met

fijne naald en chirurgische biopsie (excisie of incisie).

- De biopsie resultaten geven informatie over het type borstkanker, de graad ervan, de hormoonreceptorstatus, de HER2/neu-status en andere belangrijke kenmerken.

## 5. Pathologische analyse:

- De uit de biopsie verkregen weefselmonsters worden onderzocht door een patholoog, die de kankercellen identificeert en karakteriseert. Deze analyse helpt bij het bepalen van het type en het stadium van borstkanker.

## 6. Stadiëring en aanvullende tests:

- Als borstkanker wordt bevestigd, kunnen aanvullende tests zoals CT-scans, CT- scans, PET-scans of schildwachtklierbiopsie worden

---

uitgevoerd om de mate van verspreiding van de kanker te bepalen (stadiëring).

## 7. Hormoonreceptor- en HER2/neu-testen:

- De hormoonreceptorstatus (oestrogeen- en progesteronreceptoren) en de HER2/neu-status worden bepaald door middel van laboratoriumtests. Deze resultaten zijn bepalend voor behandelbeslissingen, omdat ze aangeven of gerichte therapieën zoals hormoontherapie of HER2-gerichte therapie geschikt zijn.

## 8. Genetische testen:

- In gevallen met een sterke familiegeschiedenis van borstkanker of specifieke risicofactoren, kunnen genetische tests worden aanbevolen om mutaties in genen zoals BRCA1 en BRCA2 te identificeren die het risico op borstkanker verhogen.

## 9. Multidisciplinair overleg:

- Een team van beroepsbeoefenaren in de gezondheidszorg, waaronder chirurgen, oncologen, radiologen en pathologen, werkt samen om de diagnostische bevindingen te beoordelen en een uitgebreid behandelplan te ontwikkelen dat is afgestemd op het specifieke geval van de patiënt.

De diagnose borstkanker is een cruciale stap op weg naar een effectieve behandeling en management.

Het is essentieel dat individuen openlijk communiceren met hun zorgteam, vragen stellen en actief deelnemen aan beslissingen over hun zorg. Vroegtijdige detectie en nauwkeurige diagnose spelen een cruciale rol bij het verbeteren van de prognose en de kwaliteit van leven van personen bij wie borstkanker is vastgesteld.

# HOOFDSTUK 7

## BEHANDELINGSOPTIES: In opties vinden we hoop.

De behandeling van borstkanker is sterk geïndividualiseerd en hangt af van verschillende factoren, waaronder het type en het stadium van de kanker, de hormoonreceptorstatus, de HER2/neu-status en de algehele gezondheid en voorkeuren van de patiënt.

Een multidisciplinair team van zorgprofessionals werkt samen om een persoonlijk behandelplan op te stellen. Hieronder volgen de belangrijkste behandelingstechnieken voor borstkanker:

# 1. Chirurgie:

- **Lumpectomie (borstsparende operatie):** deze procedure omvat het verwijderen van de tumor en een marge van omringend gezond weefsel. Het wordt vaak aanbevolen voor borstkanker in een vroeg stadium, gevolgd door bestralingstherapie om het risico op herhaling te verminderen.

- **Mastectomie:** Een borstamputatie omvat de verwijdering van de gehele borst en wordt in verschillende scenario's gebruikt, waaronder grotere tumoren, meerdere tumoren of wanneer de patiënt de voorkeur geeft aan een uitgebreidere operatie. Opties omvatten totale borstamputatie, gemodificeerde radicale borstamputatie en huidsparende borstamputatie.

- **Borstreconstructie:** Na een borstamputatie kiezen sommige vrouwen voor een borstreconstructie om de vorm en het uiterlijk van de borsten te herstellen. Reconstructie kan onmiddellijk na de borstamputatie of op een later tijdstip worden uitgevoerd.

## 2. Radiotherapie:
- Bij radiotherapie wordt gebruikgemaakt van hoogenergetische röntgenstralen of andere vormen van straling om kankercellen te targeten en te doden. Het wordt vaak gebruikt na lumpectomie om het risico op een lokaal recidief te verminderen en kan in bepaalde gevallen ook na borstamputatie worden gebruikt.

## 3. Chemotherapie:

- Chemotherapie omvat het gebruik van medicijnen die door het lichaam circuleren om kankercellen te doden. Het wordt oraal of via een infuus toegediend en wordt vaak aanbevolen bij borstkanker met een hoger risico op verspreiding (metastase) of in gevorderde stadia.
- Neoadjuvante chemotherapie kan vóór de operatie worden gegeven om tumoren te verkleinen en de chirurgische resultaten te verbeteren, terwijl adjuvante chemotherapie na de operatie wordt toegediend om herhaling te voorkomen.

## 4. Hormoontherapie:

- Hormoontherapie wordt gebruikt voor hormoonreceptor-positieve borstkanker, waarbij kankercellen worden aangestuurd door oestrogeen of progesteron. Medicijnen zoals tamoxifen of aromataseremmers blokkeren hormoonreceptoren, waardoor de groei van kanker wordt vertraagd of gestopt.

- De behandelingsduur varieert, maar wordt vaak aanbevolen voor meerdere jaren, vooral bij postmenopauzale vrouwen.

## 5. Gerichte therapie:

- Gerichte therapieën zijn bedoeld om de groei van kanker te remmen door zich te richten op specifieke chemicaliën of processen. Trastuzumab (Herceptin) en andere op HER2 gerichte geneesmiddelen worden gebruikt voor HER2-positieve borstkanker.
- CDK4/6-remmers zoals palbociclib en ribociclib worden

gebruikt in combinatie met hormoontherapie voor bepaalde gevorderde hormoonreceptor-positieve borstkanker.

## 6. Immunotherapie:

- Geneesmiddelen voor immunotherapie, zoals checkpoint remmers, werken door de immuunrespons van het lichaam tegen kankercellen te versterken. Ze worden voornamelijk gebruikt bij gevorderde triple-negatieve borstkanker en maken vaak deel uit van klinische onderzoeken.

## 7. Bot Gerichte therapie:

- In gevallen van borstkanker die zich naar de botten heeft verspreid, kunnen bisfosfonaten of denosumab worden voorgeschreven om de botten te versterken en het risico op fracturen en botpijn te verminderen.

## 8. Gerichte radiotherapie:

- In sommige gevallen kan gerichte bestralingstherapie, zoals intraoperatieve bestralingstherapie (IORT) of brachytherapie, worden gebruikt om straling rechtstreeks op de tumor plaats te geven.

## 9. Klinische onderzoeken:

- Deelname aan klinische onderzoeken kan voor sommige patiënten een optie zijn, waardoor toegang wordt geboden tot innovatieve behandelingen en therapieën die in onderzoeksomgevingen worden getest.

Behandelingsbeslissingen worden genomen via een gedeeld besluitvormingsproces tussen de patiënt en zijn zorgteam, waarbij rekening wordt gehouden met de voorkeuren van het individu, de algehele gezondheid en de specifieke kenmerken van de kanker.

De behandeling van borstkanker kan een combinatie van deze modaliteiten omvatten, en de aanpak kan in de loop van de tijd veranderen op basis van de respons op de therapie en de ziekteprogressie. Regelmatige follow-up en monitoring zijn essentieel om de effectiviteit van de behandeling te beoordelen en eventuele herhalingen of nieuwe ontwikkelingen op te sporen.

# HOOFDSTUK 8

## BIJWERKINGEN VAN DE BEHANDELING BORSTKANKER: Uitdagingen maken deel uit van de reis.

De behandeling van borstkanker heeft tot doel kankercellen te elimineren of onder controle te houden, maar kan ook tot een reeks bijwerkingen leiden. De specifieke bijwerkingen die een individu ervaart, zijn afhankelijk van het type behandeling dat wordt ontvangen en hun unieke reactie op de therapie.

Het is belangrijk op te merken dat niet alle patiënten al deze bijwerkingen kunnen hebben en dat de ernst van deze effecten kan variëren. Zorgaanbieders werken nauw samen met patiënten om deze bijwerkingen zoveel mogelijk te beheersen en te verlichten. Hier zijn de mogelijke bijwerkingen die verband houden met verschillende borstkankerbehandelingen:

## 1. Chirurgie:

- **Lumpectomie of borstamputatie:** Chirurgische ingrepen kunnen pijn, zwelling, blauwe plekken en gevoeligheid op de operatieplaats veroorzaken. Er kunnen ook tijdelijke of permanente veranderingen optreden in het uiterlijk, het gevoel of de mobiliteit van de borsten. Complicaties zoals infectie en littekens zijn ook mogelijk.

## 2. Radiotherapie:

- **Huidveranderingen:**
  Bestralingstherapie kan leiden tot roodheid, droogheid, jeuk en vervelling van de huid in het behandelde gebied. Dit staat bekend als stralings dermatitis.
- Vermoeidheid is voor veel mensen een vaak voorkomende bijwerking van bestralingstherapie.
- **Zwelling van de borsten**: Straling kan een tijdelijke zwelling van de borst veroorzaken, ook wel door straling geïnduceerd oedeem genoemd.

## 3. Chemotherapie:

- Misselijkheid en braken: Sommige chemotherapie medicijnen kunnen misselijkheid en braken veroorzaken. Medicijnen tegen misselijkheid worden vaak voorgeschreven om deze symptomen te beheersen.

- **Haarverlies:** Veel chemotherapie middelen kunnen tot haarverlies leiden, inclusief hoofdhuid, wenkbrauwen en lichaamshaar.
- **Vermoeidheid:** Door chemotherapie kunt u zich extreem zwak en vermoeid voelen.
- **Verlaagd aantal bloedcellen:** Chemotherapie kan het aantal rode bloedcellen (bloedarmoede), witte bloedcellen (neutropenie) en bloedplaatjes (trombocytopenie) verlagen, waardoor het risico op infectie, vermoeidheid en bloedingen toeneemt.
- **Neuropathie:** Sommige chemotherapie medicijnen kunnen perifere neuropathie veroorzaken, resulterend in tintelingen, gevoelloosheid of pijn in de handen en voeten.

## 4. Hormoontherapie:
### Menopauze symptomen:
- Hormoontherapie kan menopauze klachten veroorzaken of verergeren, zoals opvliegers, nachtelijk zweten en vaginale droogheid.
- **Botdichtheidsverlies:** Sommige hormoontherapieën kunnen leiden tot een verminderde botdichtheid, waardoor het risico op osteoporose en fracturen toeneemt.

## 5. Gerichte therapie:
- **Cardiale effecten:** Gerichte therapieën zoals trastuzumab (Herceptin) kunnen de hartfunctie beïnvloeden, wat mogelijk kan leiden tot hartproblemen of hartfalen.
- **Huid- en nagelveranderingen**: Sommige gerichte therapieën kunnen huiduitslag, uitdroging of

veranderingen in de textuur veroorzaken.

## 6. Immunotherapie:

- **Griepachtige symptomen:**
  Immunotherapie kan leiden tot griepachtige symptomen, waaronder koorts, koude rillingen, vermoeidheid en spierpijn.

## 7. Bot Gerichte therapie:

- Griepachtige symptomen: Net als bij immunotherapie kunnen bot gerichte therapie medicijnen zoals bisfosfonaten griepachtige symptomen veroorzaken.

## 8. Gerichte radiotherapie:

- Gelokaliseerde huidveranderingen: Gerichte bestralingstherapie kan leiden tot plaatselijke huidveranderingen, waaronder roodheid en milde irritatie op de behandeling .

Het is belangrijk dat patiënten mogelijke bijwerkingen met hun zorgteam bespreken en advies krijgen over symptoom beheersing en copingstrategieën. Veel bijwerkingen zijn tijdelijk, zoals vermoeidheid en haaruitval, en kunnen effectief worden behandeld met medicijnen, aanpassingen van de levensstijl of ondersteunende zorg.

Regelmatige communicatie met zorgverleners is essentieel om eventuele problemen aan te pakken en de best mogelijke zorg te bieden tijdens en na de behandeling van borstkanker. Bovendien worden patiënten aangemoedigd om emotionele steun en advies te zoeken om de psychologische impact van borstkanker en de behandeling ervan aan te pakken.

# BEHEER VAN DE BIJWERKINGEN VAN DE BEHANDELING VAN BORSTKANKER: Veerkracht groeit door zelfzorg.

De behandeling van borstkanker kan een uitdaging zijn en de bijwerkingen kunnen variëren afhankelijk van het type therapie dat u krijgt.

Effectief omgaan met deze bijwerkingen is essentieel om de algehele levenskwaliteit van de patiënt tijdens en na de behandeling te verbeteren. Hieronder vindt u strategieën en aanbevelingen voor het beheersen van vaak voorkomende bijwerkingen die verband houden met de behandeling van borstkanker:

## 1. Pijn en ongemak:

- **Pijnmedicatie:**
  Vrij verkrijgbare pijnstillers of voorgeschreven medicijnen kunnen worden gebruikt om pijn en ongemak te beheersen. Bespreek alternatieven voor pijnbeheersing met uw arts.

- **Fysiotherapie**:
  Fysiotherapie-oefeningen en -technieken kunnen de pijn helpen verlichten en de mobiliteit verbeteren, vooral na een operatie.

## 2. Misselijkheid en braken (chemotherapie):

- **Medicijnen tegen misselijkheid:**
  Uw zorgverlener kan medicijnen voorschrijven om misselijkheid en braken als gevolg van chemotherapie te helpen voorkomen of verlichten.

- **Veranderingen in het voedingspatroon:** Het eten van kleine, frequente maaltijden en het vermijden van gekruid of vet voedsel kan misselijkheid helpen verminderen.

## 3. Vermoeidheid:

- Zorg voor voldoende rust door aandacht te besteden aan je lichaam. Geef prioriteit aan slaap en doe indien nodig korte dutjes.
- **Matige lichaamsbeweging:** doe aan zachte oefeningen met weinig impact, zoals wandelen, yoga of tai chi om vermoeidheid te bestrijden.
- **Energiebesparing:** Plan activiteiten en bespaar de hele dag energie. Wijs verantwoordelijkheden toe aan anderen en zoek hulp wanneer dat nodig is.

## 4. Haarverlies (chemotherapie):

- **Pruiken, sjaals of hoeden:** Overweeg het dragen van pruiken, sjaals of hoeden om haaruitval tegen te gaan en de hoofdhuid te beschermen.

- **Hoofdhuidkoeling:** Sommige patiënten kunnen apparaten voor hoofdhuidkoeling gebruiken om haarverlies tijdens chemotherapie te verminderen.

## 5. Huidveranderingen (stralingstherapie):

- **Zachte huidverzorging:** Gebruik milde, geurvrije zepen en vochtinbrengende crèmes om het behandelde gebied te verzorgen. Vermijd heet water en hard schrobben.

- **Bescherming tegen de zon:** Houd het behandelde gebied uit direct zonlicht. Gebruik zonnebrandcrème en beschermende kleding.

## 6. Symptomen van de menopauze (hormoontherapie):

- **Hormoonsubstitutietherapie:** Bespreek de opties voor hormoonsubstitutietherapie met uw zorgverlener om menopauzeklachten onder controle te houden.
- **Niet-hormonale behandelingen:** Ontdek niet-hormonale methoden om symptomen te beheersen, waaronder veranderingen in levensstijl, aanpassingen van het dieet en technieken voor stressvermindering.

## 7. Neuropathie (chemotherapie):

- **Medicijnen:** Bepaalde medicijnen kunnen neuropathische pijn of ongemak helpen verlichten.
- **Fysiotherapie:** Fysiotherapie kan de zenuwfunctie verbeteren en de symptomen verminderen.

## 8. Emotionele steun:

- **Counseling- en steungroepen:** Zoek emotionele steun door middel van counseling of deelname aan steungroepen voor borstkanker.
- **Praat met dierbaren:** Communiceer openlijk met familie en vrienden over uw gevoelens en behoeften.

## 9. Botgezondheid (bot gerichte therapie):

- **Calcium en vitamine D:** Behoud sterke botten door te zorgen voor een adequate inname van calcium en vitamine D via een dieet of supplementen.

- **Gewichtdragende oefening:** voer gewichtsdragende oefeningen uit om sterkere botten te bouwen.

## 10. Hartgezondheid (gerichte therapie):

- **Hartmonitoring**: Onderga regelmatig hartmonitoring tijdens gerichte therapie om eventuele cardiale problemen op te sporen en aan te pakken.
- **Levensstijl Aanpassingen:** adopteer een hart-gezonde levensstijl, inclusief een uitgebalanceerd dieet en regelmatige lichaamsbeweging.

## 11. Ondersteunende zorg:

- **Voeding**: Zorg voor een uitgebalanceerd dieet dat aan uw voedingsbehoeften voldoet, vooral tijdens de behandeling.

- **Hydratatie:** Blijf goed gehydrateerd om verschillende bijwerkingen te helpen beheersen.
- **Mind-Body-oefeningen:** Overweeg ontspanningstechnieken, mindfulness en meditatie om stress en angst te verminderen.

Houd er rekening mee dat bijwerkingen van persoon tot persoon sterk kunnen variëren en dat het van cruciaal belang is om openlijk met uw zorgteam te communiceren over uw symptomen en zorgen. Ze kunnen gepersonaliseerde strategieën en behandelingen aanbieden om bijwerkingen effectief te beheersen. Aarzel bovendien niet om steun te zoeken bij dierbaren, steungroepen en professionals in de geestelijke gezondheidszorg om de emotionele en psychologische aspecten van uw borstkankertraject aan te pakken.

# HOOFDSTUK 9

## VOEDING VOOR BORSTKANKERPATIËNTEN: Voed uw lichaam.

Het handhaven van een gezond en uitgebalanceerd dieet is van cruciaal belang voor borstkankerpatiënten vóór, tijdens en na de behandeling. Goede voeding ondersteunt het algehele welzijn, helpt bijwerkingen onder controle te houden en kan het vermogen van het lichaam om kanker te bestrijden vergroten. Hier volgen belangrijke richtlijnen voor voeding afgestemd op borstkankerpatiënten:

## 1. Evenwichtige voeding:
- Consumeer een uitgebalanceerd dieet dat voedingsmiddelen uit alle voedingscategorieën omvat.

Streef naar een uitgebalanceerd dieet met gezonde vetten, eiwitten en koolhydraten.

## 2. Groenten en fruit:
- Voeg een kleurrijke reeks groenten en fruit toe aan uw maaltijden. Deze zijn rijk aan antioxidanten, vitamines, mineralen en vezels die de immuunfunctie en de algehele gezondheid ondersteunen.

## 3. Volle granen:
- Kies volle granen zoals bruine rijst, volkoren pasta, quinoa en haver in plaats van geraffineerde granen. Volle granen leveren vezels en ondersteunende energie.

## 4. Magere eiwitten:
- Kies voor magere eiwitbronnen, zoals gevogelte zonder vel, vis, bonen, peulvruchten, tofu en

magere zuivelproducten. Eiwitten zijn noodzakelijk voor het immuunsysteem en de genezing van weefsels.

## 5. Gezonde vetten:

- Neem bronnen van gezonde vetten, zoals avocado's, noten, zaden en olijfolie, op in uw dieet. Deze vetten kunnen energie leveren en de hele gezondheid ondersteunen.

## 6. Hydratatie:

- Drink de hele dag veel water om gehydrateerd te blijven. Een goede hydratatie helpt bijwerkingen onder controle te houden en ondersteunt het algehele welzijn.

## 7. Kleine, frequente maaltijden:

- Het eten van kleinere, frequente maaltijden kan helpen bij het beheersen van misselijkheid, braken en spijsverteringsproblemen die gepaard gaan met de behandeling van kanker.

## 8. Voedingsdichtheid:

- Geef prioriteit aan voedzame maaltijden die de noodzakelijke vitamines en mineralen bevatten. Keuzes met veel voedingsstoffen kunnen u helpen aan uw voedingsbehoeften te voldoen.

## 9. Antioxidanten:

- Voedingsmiddelen die rijk zijn aan antioxidanten, zoals bessen, donkere bladgroenten en kruisbloemige groenten (bijvoorbeeld broccoli en bloemkool), kunnen de cellen helpen beschermen tegen schade veroorzaakt door de behandeling van kanker.

## 10. Vezel:

- Voldoende vezelinname uit fruit, groenten en volle granen kan de spijsvertering ondersteunen en constipatie verlichten, een vaak voorkomende bijwerking van sommige kankerbehandelingen.

## 11. Beperk bewerkte voedingsmiddelen:

- Minimaliseer bewerkte voedingsmiddelen, zoete snacks en voedingsmiddelen met veel verzadigde vetten en transvetten. Deze keuzes bieden weinig voedingswaarde en kunnen leiden tot gewichtstoename.

## 12. Speciale overwegingen:

- Sommige borstkankerbehandelingen kunnen de smaak en eetlust beïnvloeden.

Als u smaakveranderingen of problemen met eten ervaart, werk dan samen met een geregistreerde diëtist om uw dieet aan te passen en ervoor te zorgen dat u aan uw voedingsbehoeften voldoet.

## 13. Supplementen:

- Raadpleeg uw arts voordat u supplementen of vitamines inneemt, aangezien sommige een wisselwerking kunnen hebben met kankerbehandelingen.

## 14. Gewichtsbeheer:

- Zorg voor een gezond gewicht tijdens en na de behandeling. Gewichtsbeheersing is essentieel voor de algehele gezondheid en vermindert het risico op herhaling van kanker.

## 15. Raadpleeg een geregistreerde diëtist:

- Een geregistreerde diëtist met expertise in oncologie kan persoonlijke begeleiding en aanbevelingen geven, afgestemd op uw specifieke behoeften en behandelplan.

Het is belangrijk om te onthouden dat elk borstkankertraject uniek is en dat de voedingsbehoeften van persoon tot persoon kunnen verschillen. Uw zorgteam kan u persoonlijk advies en ondersteuning bieden om u te helpen weloverwogen voedingskeuzes te maken tijdens uw borstkankerbehandeling en herstelproces. Voeding speelt een belangrijke rol bij het ondersteunen van uw algehele gezondheid en welzijn in deze uitdagende tijd.

# HOOFDSTUK 10

## OEFENING VOOR BORSTKANKERPATIËNTEN:
### Versterk uw geest.

Lichaamsbeweging is een waardevol en integraal onderdeel van de reis voor borstkankerpatiënten. Hoewel de diagnose borstkanker en het ondergaan van een behandeling fysiek en emotioneel uitdagend kunnen zijn, kan het opnemen van regelmatige lichaamsbeweging in uw routine tal van voordelen bieden.

Het kan uw algehele welzijn verbeteren, behandelingsgerelateerde bijwerkingen verlichten, het fysieke functioneren verbeteren en de emotionele veerkracht vergroten.

## DE VOORDELEN VAN LICHAAMSBEWEGING

- **Fysiek welzijn:** Regelmatige lichaamsbeweging kan de fysieke conditie, kracht en flexibiliteit verbeteren, waardoor u tijdens en na de behandeling uw functionele vaardigheden kan herwinnen en behouden.

- **Vermoeidheidsbeheersing:** Oefening kan kankergerelateerde vermoeidheid verminderen, een van de meest voorkomende bijwerkingen van de behandeling. Het kan het energieniveau verhogen en de impact van vermoeidheid op uw dagelijks leven verminderen.

- **Lymfoedeem Preventie:** Door deel te nemen aan voorgeschreven oefeningen en activiteiten kunt u het risico op lymfoedeem, een mogelijke bijwerking van een borstkankeroperatie, helpen verlagen.

- **Emotioneel welzijn:**
Lichaamsbeweging heeft een positieve invloed op de geestelijke gezondheid en vermindert de symptomen van angst, depressie en stress. Het kan ook het gevoel van eigenwaarde en emotionele veerkracht vergroten.

- **Botgezondheid:**
Gewichtsdragende oefeningen kunnen helpen de botdichtheid te behouden, die kan worden beïnvloed door bepaalde borstkankerbehandelingen.

## RICHTLIJNEN VOOR VEILIG SPORTEN

Voordat u met een oefenprogramma begint, is het van cruciaal belang dat u uw zorgteam raadpleegt. Zij kunnen begeleiding bieden die is afgestemd op uw specifieke diagnose en behandelplan. Hier zijn enkele algemene richtlijnen voor veilig sporten:

- Geïndividualiseerde aanpak: Uw oefenprogramma moet worden aangepast aan uw fitnessniveau, medische toestand en eventuele fysieke beperkingen.

- Progressieve overbelasting: Begin langzaam en verhoog geleidelijk de intensiteit, duur en frequentie van uw trainingen. Voorkom overbelasting door op uw lichaam te letten.

- Variatie: Neem een mix van aerobe, kracht-, flexibiliteits- en balansoefeningen op in uw routine om een goed afgerond fitnessprogramma te bereiken.

- Juiste vorm: Concentreer u op het behouden van de juiste vorm tijdens oefeningen om het risico op blessures te verminderen. Overweeg om samen te werken met een gecertificeerde fitnesstrainer of fysiotherapeut met ervaring in de kankerzorg.

- Voor zorgsmaatregelen voor lymfoedeem: Als u risico loopt op lymfoedeem of daaraan lijdt, raadpleeg dan een lymfoedeem specialist of fysiotherapeut voor advies over veilige oefeningen.

## Voorbeeldoefeningen voor borstkankerpatiënten

Hier vindt u enkele voorbeeld oefeningen die zijn afgestemd op borstkankerpatiënten. Vergeet niet om uw zorgverlener te raadplegen voordat u met een nieuw oefenprogramma begint en deze oefeningen aan te passen op basis van uw individuele behoeften en mogelijkheden: Klik hier voor meer gedetailleerde trainingsoefeningen. Of bekijk dit boek van dezelfde auteur op Amazon "THE COMPLETE CANCER WORKOUT GUIDEBOOK: Simple Equipment Free Exercises For Cancer Treatment Therapies And Recovery".

- **Aërobe oefening:** Neem deel aan activiteiten zoals stevig wandelen, zwemmen of fietsen gedurende minimaal 150 minuten per week.

Begin met kortere sessies en verleng de tijdsperiode geleidelijk.

- **Krachttraining**: Voor oefeningen uit met lichte gewichten of weerstandsbanden om uw bovenlichaam te versterken. Begin met eenvoudige bewegingen zoals biceps-curls, schouderpassen en borstvliegen.

- **Flexibiliteit en stretching**: integreer yoga of zachte rekenroutines om de flexibiliteit te verbeteren en de spierspanning te verminderen. Concentreer je op je borst, schouders en bovenrug.

- **Balanstraining**: Voeg balansoefeningen toe, zoals op één been staan of tai chi beoefenen om de stabiliteit te verbeteren en het risico op vallen te verminderen.

- **Ademhalingsoefeningen:** Diepe ademhalingsoefeningen kunnen de longfunctie verbeteren en u helpen omgaan met stress. Probeer langzaam en diep adem te halen om te kalmeren en te regenereren.

Vergeet niet dat consistentie de sleutel is om de vruchten van lichaamsbeweging te plukken. Zelfs kleine, regelmatige sessies kunnen een aanzienlijk verschil maken in uw fysieke en emotionele welzijn. Wees aardig voor jezelf en erken gaandeweg je prestaties. Lichaamsbeweging is een krachtig hulpmiddel op je reis naar herstel en hernieuwde vitaliteit.

# HOOFDSTUK 11

## PROFYLAXE VAN BORSTKANKER EN RISICOBEPERKING: Preventie is een levenslange verplichting.

Strategieën voor borstkankerpreventie en risicoreductie zijn erop gericht de kans op het ontwikkelen van borstkanker te minimaliseren en deze in een vroeg, beter behandelbaar stadium op te sporen. Hoewel niet alle gevallen van borstkanker kunnen worden voorkomen, kan het aannemen van bepaalde veranderingen in levensstijl en proactieve maatregelen de risicofactoren aanzienlijk verminderen.

Hier volgen alomvattende benaderingen voor preventie en risicovermindering:

## 1. Levensstijl Aanpassingen:

- Behoud een gezond gewicht: Het bereiken en behouden van een gezond lichaamsgewicht door middel van evenwichtige voeding en regelmatige lichaamsbeweging kan het risico op borstkanker verminderen, vooral na de menopauze.
- Consumeer een uitgebalanceerd dieet vol verse producten, volle granen, magere eiwitten en gezonde vetten. Verzadigde vetten, zoete snacks en bewerkte maaltijden moeten allemaal met mate worden geconsumeerd.
- Beperk alcoholgebruik: Het verminderen of elimineren van alcoholgebruik kan het risico op borstkanker verlagen.

Als u ervoor kiest om te drinken, doe dit dan met mate (of helemaal niet).

- Fysieke activiteit: Neem deel aan regelmatige fysieke activiteit. Streef naar minimaal 150 minuten per week aan activiteit met matige intensiteit, zoals stevig wandelen, zwemmen of fietsen.

## 2. Hormoonsubstitutietherapie (HST):

- Bespreek de risico's en voordelen van hormoonsubstitutietherapie met uw zorgverlener, vooral als u postmenopauzaal bent. Langdurig gebruik van gecombineerde oestrogeen- en progestageen-HST kan het risico op borstkanker verhogen.

### 3. Borstvoeding:

- Geef uw baby indien mogelijk borstvoeding. Borstvoeding kan het risico op borstkanker verminderen, vooral als het gedurende een langere periode wordt gegeven.

### 4. Vroege detectie:

- **Regelmatige mammografieën:** Houd u aan de aanbevolen screeningrichtlijnen voor mammografieën. Vroege detectie via mammografie kan borstkanker in een eerder, beter behandelbaar stadium identificeren.

- **Borstzelfonderzoek:** Voer maandelijks borstzelfonderzoek uit om uw borstweefsel te leren kennen. Meld eventuele wijzigingen of afwijkingen aan uw zorgverlener.

- **Klinische borstonderzoeken:** Plan routinematige klinische borstonderzoeken met uw arts.

## 5. Genetische tests en counseling:

- Als u een familiegeschiedenis van borstkanker of andere risicofactoren heeft, overweeg dan genetische tests en advies om uw risico op specifieke genmutaties zoals BRCA1 en BRCA2 te beoordelen. Deze informatie kan helpen bij het begeleiden van preventie- en screening-strategieën.

## 6. Medicijnen:

- Sommige medicijnen, zoals tamoxifen of raloxifene, kunnen worden aanbevolen voor vrouwen met een hoog risico op borstkanker. Neem contact op met uw zorgverlener om de mogelijke

voordelen en risico's van deze
medicijnen te beoordelen.

## 7. Levensstijlfactoren:

- **Stoppen met roken:** Stop met
roken als u roker bent, omdat
roken in verband wordt gebracht
met een verhoogd risico op
borstkanker.

- **Stressmanagement:** Beheer
stress door middel van
ontspanningstechnieken,
mindfulness en counseling om het
algehele welzijn te ondersteunen.

## 8. Omgevings- en beroepssectoren:

- Minimaliseer de blootstelling aan
milieu toxines en chemicaliën op
de werkplek die mogelijk verband
houden met het risico op
borstkanker, indien mogelijk.

## 9. Ondersteuning en educatie:

- Zoek steun en voorlichting via bewustmaking programma's voor borstkanker, steungroepen en gemeenschapsmiddelen. Door op de hoogte te blijven, kunt u weloverwogen beslissingen nemen over uw gezondheid.

Het is belangrijk om te onthouden dat hoewel deze strategieën het risico op borstkanker kunnen verminderen, ze niet in alle gevallen preventie kunnen garanderen. Borstkanker kan individuen treffen zonder geïdentificeerde risicofactoren, en vroege detectie blijft een cruciaal onderdeel van het terugdringen van de sterftecijfers.

Regelmatige communicatie met uw zorgverlener, het naleven van de screening richtlijnen en het streven naar een gezonde levensstijl dragen bij aan een uitgebreide preventie van borstkanker en risicovermindering.

# HOOFDSTUK 12

## PROGNOSE EN OVERLEVINGSCIJFERS BIJ BORSTKANKER: Hoop en kennis effenen het pad voorwaarts.

De prognose voor borstkankerpatiënten hangt af van verschillende factoren, waaronder het stadium bij de diagnose, het type borstkanker, de aanwezigheid van specifieke biomarkers en de effectiviteit van de behandeling. Het is belangrijk om te onthouden dat de overlevingskansen van borstkanker schattingen zijn en dat individuele uitkomsten kunnen variëren.

De prognose wordt doorgaans gecommuniceerd in termen van totale overleving (hoeveel patiënten overleven gedurende een bepaalde periode) en ziektevrije overleving (de tijd zonder herhaling van kanker). Hier is een overzicht:

## 1. Enscenering:

- Borstkanker wordt gefaseerd van 0 tot IV, waarbij hogere stadia duiden op een verder gevorderde ziekte. Overlevingspercentages nemen over het algemeen af met hogere stadia. Borstkanker in een vroeg stadium (0, I en II) heeft een gunstiger prognose vergeleken met latere stadia (III en IV).

## 2. Type borstkanker:

- Het type borstkanker, zoals invasief ductaal carcinoom, invasief lobulair carcinoom of speciale subtypes, kan de prognose beïnvloeden. Sommige typen kunnen een betere of slechtere kijk hebben.

## 3. Biomarkers:

- **Hormoonreceptorstatus:**
  Hormoonreceptor Positieve borstkanker (oestrogeen- en progesteron receptor positief) reageren doorgaans goed op hormoontherapie, waardoor de prognose verbetert.
- **HER2-status:** HER2-positieve borstkanker kunnen baat hebben bij gerichte therapieën, die de resultaten kunnen verbeteren.
- **Triple-negatieve borstkanker:** Dit subtype is vaak agressiever, maar sommige patiënten reageren mogelijk goed op chemotherapie.

## 4. Betrokkenheid van de lymfeklieren:

- De aanwezigheid en mate van betrokkenheid van de lymfeklieren kan de prognose beïnvloeden. Als kanker zich heeft verspreid naar nabijgelegen lymfeklieren, is het risico op metastasen op afstand groter.

## 5. Tumorgrootte en graad:

- Een grotere tumor omvang en een hogere tumorgraad (hoe agressieve kankercellen onder een microscoop verschijnen) kunnen in verband worden gebracht met een slechtere prognose.

## 6. Leeftijd en menopauze status:

- Jongere patiënten en patiënten die bij de diagnose premenopauzaal zijn, kunnen een andere prognose en behandelingsaanpak hebben

## 7. Behandeling:

- De keuze en effectiviteit van de behandeling beïnvloeden de prognose aanzienlijk. Tijdige en passende behandeling, waaronder chirurgie, bestralingstherapie, chemotherapie, hormoontherapie, gerichte therapie en immunotherapie, kan de overlevingskansen verbeteren.

## 8. Persoonlijke gezondheid:

- De algehele gezondheid van de patiënt en de aanwezigheid van andere medische aandoeningen kunnen de prognose beïnvloeden. Gezonde individuen kunnen de behandeling beter verdragen en erop reageren.

- **Vijfjaarsoverleving Percentage:** Deze statistiek geeft het percentage patiënten dat vijf jaar na de diagnose nog in leven is. In de Verenigde Staten bedraagt het gemiddelde vijfjaarsoverleving percentage voor borstkanker ongeveer 90%.

- **Tienjaarsoverleving Percentage**: Het tienjaarsoverleving percentage geeft inzicht in de langetermijnvooruitzichten voor borstkankerpatiënten.

- **Ziektevrije overleving:** dit meet de tijd dat een patiënt leeft zonder herhaling van de ziekte. Het varieert per stadium, type en behandeling.

- **Overleven:** Veel overlevenden van borstkanker leiden een gezond en vervullend leven. Overleving Programma's en ondersteunende diensten zijn beschikbaar om de fysieke, emotionele en psychologische aspecten van het leven na borstkanker aan te pakken.

Het is van cruciaal belang om te onthouden dat overlevingsstatistieken algemene schattingen zijn en geen individuele uitkomsten voorspellen. Er zijn veel factoren die bijdragen aan het traject dat een patiënt aflegt, en de vooruitgang in het onderzoek naar en de behandeling van borstkanker blijft de prognose en de levenskwaliteit verbeteren van mensen met de diagnose borstkanker.

Nauwe samenwerking met een zorgteam, het naleven van behandelplannen en een positief ondersteuningssysteem kunnen een positieve invloed hebben op de prognose en het overlevingsvermogen.

# HOOFDSTUK 13

## LEVEN MET BORSTKANKER: kracht en veerkracht bepalen onze reis.

Een diagnose van borstkanker is levensveranderend, en leven mèt borstkanker impliceert het omgaan met fysieke, emotionele en praktische uitdagingen. Omgaan met de ziekte vereist veerkracht, ondersteuning en proactieve zelfzorg. Hier is een uitgebreide gids voor leven met borstkanker:

## 1. Emotioneel welzijn:
- **Erken emoties:**
  Begrijp dat het normaal is om een breed scala aan emoties te ervaren, waaronder angst, angst,

verdriet en woede. Sta jezelf toe deze emoties te voelen en te uiten.

- **Zoek steun:** Steun op familie, vrienden en steungroepen om uw gevoelens en ervaringen te delen. Professionele begeleiding of therapie kan ook waardevolle emotionele steun bieden.

## 2. Medische zorg en behandeling:

- **Behandelplan**: Werk nauw samen met uw zorgteam om een behandelplan te ontwikkelen en te volgen dat is afgestemd op uw specifieke diagnose en behoeften.
- **Stel vragen:** aarzel niet om vragen te stellen en opheldering te zoeken over uw behandelingsopties, bijwerkingen en langetermijneffecten van de therapie.

- **Second Opinions:** Overweeg indien nodig een second opinion aan te vragen om er zeker van te zijn dat u weloverwogen behandelbeslissingen neemt.

## 3. Beheer van bijwerkingen:

- **Bijwerkingen:** Houd rekening met mogelijke bijwerkingen van de behandeling en werk samen met uw zorgteam om deze effectief te behandelen.
- **Medicijnen:** Neem medicijnen zoals voorgeschreven en bespreek eventuele zorgen of problemen met uw zorgverlener.

## 4. Zelfzorg:

- **Voeding:** Zorg voor een uitgebalanceerd dieet om uw algehele gezondheid en welzijn te ondersteunen.

- **Oefening:** voer regelmatig lichamelijke activiteit uit, zoals aanbevolen door uw zorgverlener, om de kracht en het uithoudingsvermogen te verbeteren en vermoeidheid te verminderen.
- **Rust**: geef prioriteit aan voldoende rust en slaap om de genezing en het herstel van uw lichaam te ondersteunen.
- **Stressmanagement:** oefen stressverminderende technieken zoals meditatie, mindfulness of yoga om emotionele en psychologische stress te beheersen.

## 5. Lichaamsbeeld en zelfrespect:
- **Lichaamsveranderingen:** Begrijp dat borstkankerbehandelingen kunnen leiden tot fysieke veranderingen, zoals haaruitval,

gewichtsschommelingen en borstoperaties. Zoek steun en middelen om met deze veranderingen om te gaan.

- **Zelfacceptatie:** werk aan het opbouwen van zelfacceptatie en eigenwaarde. Veel mensen vinden steun via counseling of steungroepen die problemen met het lichaamsbeeld aanpakken.

## 6. Relaties onderhouden:

- **Communicatie:** Onderhoud een open en eerlijke communicatie met dierbaren over uw gevoelens, behoeften en zorgen.
- **Ondersteuningssysteem**: Creëer een ondersteuningssysteem van vrienden en familie die indien nodig emotionele steun en praktische hulp kunnen bieden.

## 7. Werkgelegenheid en financiële overwegingen:

- **Werk:** Bespreek uw diagnose en behandelplan met uw werkgever. Ontdek werkplek accommodaties of ondersteuningsprogramma's die mogelijk beschikbaar zijn.
- Financiële planning: Overweeg om met een financieel adviseur of maatschappelijk werker te praten om financiële zorgen in verband met behandelingskosten en inkomen stabiliteit aan te pakken.

## 8. Vervolgzorg:

- **Regelmatige controles**: Ga door met regelmatige vervolgafspraken en screenings zoals aanbevolen door uw zorgteam om uw gezondheid te controleren en eventuele herhaling of langetermijneffecten op te sporen.

- **Survivorship Care Plan**: werk samen met uw zorgverlener om een overlevings zorgplan te ontwikkelen waarin de doorlopende zorg en monitoring worden beschreven.

## 9. Belangenbehartiging en onderwijs:

- **Blijf op de hoogte:** Blijf op de hoogte van de laatste ontwikkelingen op het gebied van borstkankeronderzoek, behandelingsopties en hulpmiddelen voor overlevingskansen.
- **Pleitbezorging:** Overweeg een pleitbezorger te worden voor het bewustzijn en de ondersteuning van borstkanker, hetzij door vrijwilligerswerk, deelname aan fondsenwervende evenementen, of door uw eigen reis te delen om

anderen te inspireren en te helpen.

## 10. Kwaliteit van leven:

- **Life Beyond Cancer:** Focus op een vervullend leven na kanker. Streef uw interesses, hobby's en passies na en stel doelen voor de toekomst.

Leven met borstkanker is een reis die in de loop van de tijd evolueert. Het is belangrijk om te onthouden dat u niet de enige bent op deze reis, en dat er middelen, ondersteunende netwerken en gezondheidszorgprofessionals zijn die u willen helpen de uitdagingen het hoofd te bieden en de triomfen te vieren. Elke dag is er een kans op genezing, persoonlijke groei en het creëren van een zinvol leven als overlevenden van borstkanker.

# CONCLUSIE

Borstkanker is een uitdagende reis, maar u kunt er met kracht en vastberadenheid doorheen gaan. In deze handleiding hebben we de fijne kneepjes van borstkanker onderzocht, van het begrijpen van de soorten en stadia tot het leren over behandelingsopties en het omgaan met bijwerkingen. We hebben het belang van vroege detectie, voeding, lichaamsbeweging en emotioneel welzijn besproken.

Maar afgezien van de informatie en kennis, onthoud dat u niet wordt gedefinieerd door uw diagnose. Je wordt gekenmerkt door je moed, je geest en je niet aflatende vastberadenheid om deze uitdaging het hoofd te bieden. U wordt omringd door een netwerk van zorgprofessionals, vrienden en familie die u bij elke stap ondersteunen.

Borstkanker is een hoofdstuk in je leven, maar het is niet je hele verhaal. Het is een bewijs van uw veerkracht, uw kracht en uw vermogen om tegenslagen te overwinnen.

Als je aan deze reis begint, weet dan dat je de kracht hebt om je eigen verhaal vorm te geven, anderen te inspireren en sterker en vastberadener dan ooit tevoren uit deze ervaring te komen.

Behoud uw optimisme en laat het uw leidende licht zijn. Omarm elke dag als een kans voor genezing, groei en vernieuwing. Je bent niet de enige op dit pad, en er ligt een wereld aan mogelijkheden op je te wachten die verder gaat dan de uitdagingen waarmee je vandaag de dag wordt geconfronteerd.

Als u geconfronteerd wordt met borstkanker, onthoud dit dan: u bent een overlever, een strijder en een inspiratiebron voor ons allemaal.

Jouw verhaal is er een van moed, hoop en veerkracht, en het is nog lang niet voorbij. Blijf vooruit gaan, blijf dromen en blijf in jezelf geloven, want de toekomst ziet er rooskleurig uit en je kracht kent geen grenzen.

Met de kennis, ondersteuning en vastberadenheid die u bezit, bent u uitgerust om het hoofd te bieden aan alles wat op uw pad komt. Moge uw reis gevuld zijn met genezing, hoop en de wetenschap dat u nooit alleen bent.

Blijf sterk, blijf geïnspireerd en blijf je eigen opmerkelijke verhaal schrijven. Je leven is een bewijs van de kracht van de menselijke geest, en je reis is een inspiratie voor iedereen. Ik wens je een toekomst vol gezondheid, geluk en grenzeloze mogelijkheden. Je hebt dit.

www.ingramcontent.com/pod-product-compliance
Lightning Source LLC
Chambersburg PA
CBHW062329290526
45794CB00005B/1955